RÉPUBLIQUE FRANÇAISE

MINISTÈRE DE L'INTÉRIEUR

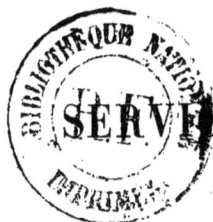

SERVICES DE VACCINE

TENUE ET CONTRÔLE DES ÉTABLISSEMENTS VACCINOGÈNES

Arrêté ministériel du 30 mars 1904

LE PRÉSIDENT DU CONSEIL, MINISTRE DE L'INTÉRIEUR ET DES CULTES,

Vu la loi du 15 février 1902, et notamment son article 6 relatif à l'obligation de la vaccination et de la revaccination antivarioliques ;

Vu le décret du 27 juillet 1903 portant règlement d'administration publique sur la vaccination obligatoire, et notamment son article 3 ainsi conçu :

Des arrêtés ministériels, pris après avis de l'Académie de médecine et du Comité consultatif d'hygiène publique de France... prescrivent, pour les établissements qui distribuent du vaccin, les mesures d'hygiène et les épreuves propres à assurer et à constater la pureté et l'efficacité du vaccin.

Nul ne peut ouvrir un établissement destiné à préparer ou distribuer du vaccin sans avoir fait une déclaration préalable à la préfecture ou à la sous-préfecture.

Il sera donné récépissé de cette déclaration.

Ces établissements sont soumis à la surveillance de l'autorité publique conformément aux dispositions arrêtées par le ministre de l'intérieur.

Vu les avis de l'Académie de médecine et du Comité consultatif d'hygiène publique de France (1) ;

---

(1) *Académie de médecine* : séances des 3 et 10 février 1903 et 22 mars 1904 (rapports de M. KELSCH) ;

Comité consultatif d'hygiène publique : séances des 13 octobre 1902 (rapport de MM. PROUST, NETTER et BOURGES) et 28 mars 1904 (rapport de M. CHANTEMESSE).

Sur la proposition du conseiller d'État, directeur de l'assistance et de l'hygiène publiques,

Arrête :

Article premier. — Les établissements vaccinogènes sont placés sous le contrôle immédiat du conseil départemental d'hygiène et sous le contrôle supérieur de l'Académie de médecine.

Le contrôle du conseil départemental d'hygiène s'exerce par l'entremise de la commission spéciale constituée ainsi qu'il est dit à l'article 2 de l'arrêté du 28 mars 1904 relatif aux obligations des praticiens chargés des services publics de vaccination.

La commission effectue, dans les établissements ayant fait l'objet de la déclaration prescrite, des visites aussi fréquentes qu'elle le juge nécessaire et au moins une fois par trimestre. Elle en rend compte au préfet, s'il y a lieu, par des rapports spéciaux et, en tous cas, par un rapport annuel, dont copie est adressée au ministre de l'intérieur pour être transmise à l'Académie de médecine.

Art. 2. — Les établissements producteurs de vaccin, publics ou privés, sont dirigés par un docteur en médecine assisté d'un vétérinaire et d'un certain nombre d'aides.

Les noms et titres de ces divers praticiens sont mentionnés dans la déclaration prescrite à la préfecture ou à la sous-préfecture par l'article 3, § 2, du décret du 27 juillet 1903. Toute modification apportée à la composition de ce personnel est immédiatement notifiée dans les mêmes conditions. Ces indications sont transmises au ministre de l'intérieur.

Art. 3. — Les locaux des établissements vaccinogènes doivent être convenablement éclairés et aérés, et tenus dans un état de propreté parfaite. La récolte et la préparation du vaccin doivent être pratiquées dans des conditions d'asepsie rigoureuses.

Art. 4. — Les vétérinaires attachés aux établissements vaccinogènes sont chargés de l'examen des génisses vaccinifères avant l'inoculation et de leur autopsie après abatage, en vue de rechercher si elles ne sont ou si elles n'étaient pas atteintes de maladie infectieuse et notamment de tuberculose. Si l'autopsie révélait l'existence d'une de ces affections, le vaccin provenant de l'animal atteint serait immédiatement détruit.

ART. 5. — La virulence du vaccin produit par une génisse devra être éprouvée, avant qu'il ne soit mis en service, sur un autre vaccinifère servant en même temps aux inoculations productives de vaccin. Si les résultats de cet essai n'étaient pas satisfaisants, le vaccin devrait être détruit comme il est dit à l'article précédent.

ART. 6. — Il ne doit pas être délivré de vaccin récolté depuis plus de trente jours.

Chaque tube doit être revêtu d'une étiquette indiquant la provenance et la date de la récolte du vaccin.

Chaque envoi de vaccin est accompagné d'une notice portant désignation de l'établissement producteur, du numéro d'ordre du livre d'expédition, du jour de la récolte du vaccin et de la quantité contenue dans chaque tube, ainsi que d'une instruction sur son emploi.

ART. 7. — Il est tenu dans chaque établissement un journal des inoculations pratiquées sur les génisses et un registre relatif à l'expédition du vaccin, qui comprendront les rubriques suivantes:

I. — JOURNAL DES INOCULATIONS DE GÉNISSES :

a) numéro d'ordre du service courant,

b) race, sexe, couleur et âge de l'animal,

c) jour de l'installation de l'animal, du dernier examen dont il a été l'objet, enfin de son départ de l'établissement,

d) jour et heure de l'inoculation et de la récolte du vaccin,

e) espèce et provenance du vaccin inoculé,

f) température (et si possible poids du corps) de l'animal au moment de l'inoculation et de la récolte du vaccin,

g) état de santé de l'animal au moment de l'installation et pendant le développement des pustules,

h) état des organes internes après abatage et autopsie faite par le vétérinaire,

i) résultats de l'inoculation,

j) mode de préparation du vaccin.

k) observations diverses.

II. — Registre d'expédition du vaccin :

a) numéro d'ordre du service courant,
b) nom et situation du destinataire,
c) sa résidence,
d) date de la réception de la commande,
e) date de l'envoi,
f) origine et âge du vaccin,
g) mode de préparation du vaccin,
h) quantité de vaccin envoyée,
i) observations, notamment résultats obtenus par le vaccinateur.

Art. 8. — Les établissements vaccinogènes sont tenus de se conformer aux mesures d'hygiène déterminées, notamment en ce qui concerne les dispositions de leurs locaux et leur fonctionnement, par les *Instructions spéciales approuvées à cet effet par l'Académie de médecine et le Comité consultatif d'hygiène publique de France*. Un exemplaire de ces instructions est joint au récépissé de déclaration et tenu constamment affiché à l'intérieur de l'établissement.

Art. 9. — Le conseiller d'État, directeur de l'assistance et de l'hygiène publiques, est chargé de l'exécution du présent arrêté.

Paris, le 30 mars 1904.

É. COMBES.

INSTRUCTIONS ANNEXES A L'ARRÊTÉ MINISTÉRIEL DU 30 MARS 1904

SUR LES MESURES D'HYGIÈNE

ET LES ÉPREUVES PROPRES A ASSURER ET A CONSTATER LA PURETÉ

ET L'EFFICACITÉ DU VACCIN

DANS LES ÉTABLISSEMENTS APPELÉS A LE PRÉPARER ET A LE DISTRIBUER,

**approuvées par l'Académie de médecine
et par le Comité consultatif d'hygiène publique de France** 1).

par application de l'article 3
du règlement d'administration publique du 27 juillet 1903 sur les vaccinations
et revaccinations obligatoires.

Les établissements vaccinogènes doivent se donner pour but de produire et d'entretenir une source constante de vaccin, en vue de faire face à tous les besoins de la population. Avant les périodes des vaccinations et revaccinations annuelles, ils prendront les mesures nécessaires pour assurer en temps opportun à leur clientèle un approvisionnement suffisant de vaccin. *Indications générales.*

En dehors de ces époques, ils entretiennent une source vaccinale permanente par des cultures convenablement espacées, afin d'être à même de satisfaire, à la première réquisition, aux besoins imprévus qui peuvent se produire. On estime qu'ils doivent avoir constamment par devers eux une provision suffisante de pulpe pour vacciner 1.500 à 2.000 personnes.

Les établissements vaccinogènes sont dirigés par un médecin assisté d'un vétérinaire et d'un certain nombre d'aides. Ceux-ci devront être exempts de maladies infectieuses, et notamment de tuberculose. Si des maladies contagieuses viennent à se déclarer dans leur famille, ils devront s'abstenir de paraître à l'établissement pendant toute leur durée.

---

(1) Ces Instructions sont extraites du rapport présenté par M. KELSCH au nom de la commission de vaccine de l'Académie de médecine, rapport successivement approuvé par l'Académie dans sa séance du 22 mars 1904 et par le Comité consultatif d'hygiène publique de France, sur la communication de M. le Prof CHANTEMESSE, dans son assemblée générale du 28 mars 1904.

Pendant le travail, ils porteront des blouses et des tabliers susceptibles d'être lavés et désinfectés suivant les besoins. Tout le personnel de l'établissement, actionné dans les diverses opérations de l'inoculation de la génisse, de la récolte, de la manipulation et de l'expédition du vaccin, devra s'astreindre à une propreté et à une antisepsie rigoureuses des doigts, des mains et des avant-bras.

Dans chaque établissement, le vétérinaire est chargé d'examiner l'animal avant l'opération, de suivre, de concert avec le médecin, le développement des pustules, et, après la récolte du vaccin, de faire abattre la bête et d'en pratiquer l'autopsie.

Surveillance et contrôle. La surveillance et le contrôle des établissements vaccinogènes seront exercés dans chaque département par une commission de trois membres, nommée par l'autorité préfectorale parmi les membres du conseil départemental d'hygiène, dont deux médecins ayant une compétence reconnue en bactériologie et un vétérinaire, sous la présidence du secrétaire général ou d'un conseiller de préfecture délégué.

Cette commission sera chargée de l'inspection des établissements vaccinogènes publics et privés. Elle accomplira sa mission chaque fois qu'elle le jugera utile ou qu'elle y sera invitée par l'autorité supérieure.

Il y aurait un haut intérêt à ce que tous les instituts, indépendamment de leur fonction vaccinogène, se donnassent la mission de contribuer, par l'observation clinique et l'expérimentation, au développement scientifique et pratique de la vaccination. Chaque année, les établissements vaccinogènes publics sont invités à adresser au ministre un rapport détaillé sur leur fonctionnement comme établissement vaccinogène et leur activité comme foyer de recherches. Les établissements privés voudront sans doute se conformer à cette pratique. Ces documents, unis à ceux qui seront fournis parallèlement par les médecins vaccinateurs des diverses circonscriptions vaccinales, serviront à l'Académie pour établir un travail d'ensemble sur les résultats obtenus ainsi que sur les progrès et les perfectionnements réalisés dans cet important service de la santé publique sur toute l'étendue du territoire.

Activité du vaccin. L'activité du vaccin mérite au premier chef de fixer l'attention de l'établissement vaccinogène, car elle relève du soin qui a été apporté à sa culture, non moins que du mode d'emploi du vaccin ainsi que de la forme et des conditions sous lesquelles il est inoculé à l'homme.

Au début de la vaccination animale, on employait exclusivement la lymphe transportée de pis à bras, ou la lymphe défibrinée, incluse en tubes scellés. Vers 1895, pour des raisons très légitimes, la pulpe glycérinée fraîche, non vieillie, se substitua à la lymphe liquide dans les vaccinations effectuées hors des centres vaccinogènes, la lymphe ou la pulpe recueillies à même l'animal continuant à être employées partout où l'on disposait de génisse.

A partir de 1896, à la suite du travail de MM. Strauss, Chambon et Saint-Yves Ménard, démontrant l'action du vieillissement sur la purification de la pulpe glycérinée, la tendance s'établit de ne délivrer aux parties prenantes que de la pulpe âgée de 30 à 45 jours et même davantage. Faisant valoir qu'une conserve ancienne, privée par le vieillissement de ses microbes adventices donnait encore après trois mois une éruption très légitime, exempte d'inflammation, on s'est flatté de trouver, dans les préparations de ce genre, le moyen d'épargner aux inoculés la réaction inflammatoire qui accompagne l'évolution vaccinale, sans diminuer en rien les chances de succès.

Il est des médecins qui estiment qu'on est allé trop loin dans cette voie de l'utilisation des pulpes vieillies. Il est très vrai que les conserves glycérinées se purgent avec le temps des impuretés qu'elles pouvaient contenir à l'origine ; mais est-il prouvé qu'elles ne perdent pas aussi une partie de leur virulence première ? Il s'en faut de beaucoup. Sur les êtres très réceptifs, comme l'enfant nouveau-né ou la génisse, ces pulpes âgées manifestent une activité très régulière et très satisfaisante. Mais ce qui est suffisant pour des sujets doués de la réceptivité maxima peut ne plus l'être pour l'adulte dont la réceptivité originelle a été émoussée par la vaccination infantile et les inoculations ultérieures. Pour triompher de ces résistances individuelles, il faut recourir à des virus aussi actifs que possible et ne point ménager les doses ; là où échoue un virus affaibli, un autre plus vivace s'implante et se développe (1).

_____

(1) V. Vaillard : au sujet des vaccinations et revaccinations dans l'armée. _Archives de médecine et de pharmacie militaires_ 1901, p. 351.

Or l'expérience acquise dans ces dernières années par la vaccination dans l'armée établit que les pulpes vieillies perdent de leur efficacité sur les adultes, qu'elles ne conviennent guère à cette catégorie de sujets, chez lesquels les pulpes les plus récentes sont de beaucoup les plus efficaces. Avec les vieilles pulpes on se propose de diminuer les chances de réaction inflammatoire, mais, du même coup, on amoindrit les chances de succès; l'avantage ne compense pas les inconvénients. Au reste, il semble que l'aptitude phlogogène de la pulpe fraîche recueillie aseptiquement ait été notoirement exagérée. A l'Académie et à l'Institut Chambon on pratique très généralement la vaccination des enfants et la revaccination des adultes avec de la pulpe puisée à même la génisse, et, sur un ensemble d'opérations se chiffrant par centaines de mille, on n'a point observé d'accidents dignes d'être notés (1). Quoi qu'il en soit, il convient de réserver la pulpe vieillie pour les inoculations des génisses et les nouveau-nés, et de n'employer pour la vaccination des adultes que de la pulpe glycérinée fraîchement préparée. C'est ainsi qu'on en use dans l'armée. Parfois même il est expédié des centres vaccinogènes de la pulpe récoltée deux ou trois jours auparavant, sans que le moindre accident ait été signalé par les médecins qui ont eu à l'employer.

Néanmoins, cette question mérite de rester à l'étude, et par conséquent de s'imposer à l'attention des chefs des établissements vaccinogènes et des médecins vaccinateurs.

Il y a quelques années, à l'occasion d'un abaissement momentané du pourcentage moyen des succès observés dans les revaccinations de l'armée, quelques-uns ont pensé que cette défaillance du vaccin était l'indice d'une atténuation graduelle occasionnée par ses transits successifs sur l'organisme de la génisse. C'était une erreur. La génisse représente l'animal de choix pour cette culture, et rien ne démontre que, maintenu sur ce terrain dans de bonnes conditions, le vaccin puisse perdre de son activité première, même après des passages ininterrompus se comptant par de nombreuses années. Mais, il n'en est plus ainsi si certains parasites adventices, s'ajoutant au virus inoculé et s'accolant à lui dans les passages successifs, viennent gêner d'abord, puis étouffer son développement. En cette

---

(1) VAILLARD, *Op. cit.*, p. 356.

occurrence, il ne faut point s'en prendre au terrain qui reçoit la semence, mais aux circonstances plus ou moins évitables qui ont adultéré cette dernière. On peut tenir pour certain que la culture ininterrompue du vaccin sur la génisse n'entraîne aucun affaiblissement appréciable de sa virulence, lorsqu'elle est judicieusement faite à l'aide d'une semence d'une activité éprouvée et sur des animaux de choix. Toutefois, il y aura toujours utilité à profiter des cas authentiques de *cow-pox* ou de *horse-pox* pour renouveler la source vaccinale des centres vaccinogènes. Une entente avec les directeurs des écoles vétérinaires permettrait de ne pas laisser échapper cette précieuse ressource.

La direction des établissements vaccinogènes pourra exiger que les demandes de vaccin lui parviennent quinze jours avant le terme fixé pour la livraison. Toutefois, lorsque la demande est provoquée par l'explosion d'une épidémie de variole, elle devra recevoir satisfaction immédiate. En prévision de cette éventualité, l'établissement aura toujours par devers lui un approvisionnement suffisant de vaccin.

Demande, expédition et réception des tubes de pulpe glycérinée.

L'efficacité du vaccin doit être éprouvée dans les établissements producteurs préalablement à sa livraison.

Les tubes seront expédiés en temps opportun, pour qu'ils parviennent aux destinataires à la date fixée par la demande. Ils seront enveloppés d'une couche de ouate et encastrés dans des gorges de bois léger.

Chaque envoi de vaccin sera accompagné d'une notice portant la désignation de l'établissement livreur, du numéro d'ordre du livre d'expédition, du jour de la récolte du vaccin, de la quantité de ce dernier contenue dans chaque tube, ainsi qu'une instruction sur son emploi. Celle-ci comprendra le texte des paragraphes des prescriptions à suivre par le médecin dans les opérations vaccinales. Enfin, la notice invitera le destinataire à adresser à l'établissement en temps opportun un rapport sur le résultat des opérations vaccinales.

Par le même courrier, le directeur de l'établissement vaccinogène adressera directement un bordereau des tubes remis à la poste au médecin ou fonctionnaire destinataire. Celui-ci retournera le dit bordereau, revêtu de l'accusé de réception, à l'établissement vaccinogène expéditeur.

En ce qui concerne les envois à faire hors d'Europe, il sera très explicitement indiqué sur la boîte renfermant les tubes que le vaccin sera conservé pendant tout le temps de la traversée dans la chambre frigorifique du bâtiment. Cette précaution est de rigueur.

Tout ce qui se rapporte à l'expédition du vaccin sera consigné dans un registre d'envoi qui comprendra les rubriques suivantes :

a) numéro d'ordre du service courant,

b) nom et situation du destinataire,

c) sa résidence,

d) date de la réception de la commande,

e) date de l'envoi,

f) origine et âge du vaccin,

g) mode de préparation du vaccin,

h) quantité de vaccin envoyée,

i) observations, notamment résultats obtenus par le vaccinateur.

Locaux de l'établissement vaccinogène.

L'installation de l'établissement vaccinogène comprendra, comme pièces essentielles, l'étable, le laboratoire, le cabinet du directeur, et un lazaret ou écurie d'observation.

L'étable doit se composer en principe de deux parties : l'écurie proprement dite, pourvue d'un nombre suffisant de stalles, et une chambre annexe, communiquant avec l'écurie, et dans laquelle est installée la table à bascule qui sert aux inoculations des génisses et aux récoltes du vaccin.

Ces locaux devront être convenablement aérés et éclairés, susceptibles d'être chauffés, en hiver, jusqu'à une température de 12 à 15 degrés, pourvus d'une conduite d'eau, enfin faciles à nettoyer et à désinfecter. Dans ce dernier but les parois murales et le sol seront imperméabilisés à leur surface par du ciment ou du carrelage en grès céramique. Le sol, pourvu de rayures pour éviter la chute aux animaux, sera légèrement incliné en pente douce vers une rigole médiane afin de faciliter l'écoulement des urines et des eaux de lavage.

Les boxes se composent de stalles en bois, de râteliers de fer, et de mangeoires en fonte émaillée noyées dans un massif de maçonnerie.

Les génisses sont attachées par une chaîne courte et mobile sur une barre de fer verticale. Ce mode d'attache permet à l'animal de se lever et de se coucher à son aise, tout en le mettant dans l'impossibilité de tourner suffisamment la tête pour lécher les inoculations pratiquées sur les flancs.

Le laboratoire, dans lequel s'effectuent les diverses opérations auxquelles est soumis le vaccin, contient l'outillage nécessaire à ces dernières et le matériel d'expédition.

Dans le cabinet du médecin directeur se trouvent le vaccin et les archives de l'établissement vaccinogène.

Enfin, tout établissement vaccinogène doit être pourvu d'un lazaret, c'est-à-dire d'une écurie distincte, éloignée de l'étable proprement dite, pour garder les animaux en observation pendant le temps nécessaire, notamment dans les périodes d'épizootie. Ils peuvent se trouver, en effet, en état d'incubation d'une maladie contagieuse, telle que la fièvre aphteuse; dans ce cas un seul animal malade suffirait à infecter tout le troupeau. Si une pareille éventualité venait à se produire, il faudrait envoyer immédiatement à l'abattoir tous les animaux inoculés ou non.

L'homme qui soigne les bêtes de l'écurie d'observation ne pénétrera jamais dans l'établissement de vaccine.

En cas de manifestation de maladie infectieuse au lazaret, celui-ci sera soigneusement désinfecté après évacuation. On lavera le sol et le bas des murs à la solution au crésyl ou au sublimé, et l'on peindra ceux-ci au lait de chaux vive.

Il importe, au moment de la création d'un institut vaccinogène public, que le directeur soit consulté sur l'établissement du plan de celui-ci, sur la forme, les dimensions et la disposition respectives de ses divers locaux. L'architecte devra se conformer rigoureusement à ces indications.

On choisira une génisse à robe claire, de 4 à 5 mois, saine, vivace, plutôt un peu maigre que grasse, à l'œil vif, brillant, non congestionné ni chassieux, au mufle rosé et frais, à la peau souple et exempte de boutons, au poil soyeux et brillant. On repoussera sans hésitation une bête trop maigre, malingre, fiévreuse, à peau épaisse et collée aux côtes, ou atteinte de diarrhée. On s'assurera, par la pression de l'ombilic, que toute suppuration est tarie en cette région. En toute circonstance, il conviendra de laisser l'animal au repos, et de le

Choix de l'animal vaccinifère.

tenir en observation pendant les vingt-quatre heures qui précèdent l'inoculation.

On aura soin, autant que possible, de ne jamais recevoir de bêtes dans l'étable plusieurs jours à l'avance. Il peut en effet se produire, dans ces conditions, des inoculations accidentelles, directes ou indirectes, qui rendraient ultérieurement les ensemencements plus ou moins stériles, ou qui, en tout cas, diminueraient la valeur vaccinale de la pulpe récoltée.

Soins à donner
au
vaccinifère.

La génisse à inoculer devra toujours être sevrée. Prise avant le sevrage, elle est exposée à contracter trop facilement de la diarrhée et de la fièvre. On veillera à ce que la nourriture et les soins lui soient donnés par des personnes entendues et consciencieuses. En France, elle sera nourrie, en principe, de la manière suivante : par jour :

> son, 4 litres ;
> avoine, 2 litres ;
> luzerne, 4 kilogrammes ;
> eau, 2 litres le matin et 2 litres le soir.

En Algérie, ce régime pourra être modifié selon les ressources de la localité.

Si les circonstances obligeaient à se servir de veaux non encore sevrés, on les nourrirait avec du bon lait, non coupé, attiédi, auquel on pourra ajouter éventuellement des œufs ou de la soupe à la farine.

Le fumier sera enlevé rapidement, la litière renouvelée fréquemment ; elle sera fraîche, en bon état, et n'aura pas servi à d'autres usages. Les vaccinifères, ainsi que leurs stalles, seront tenus dans un état de propreté parfaite par des lavages fréquents du sol et des murs. A leur arrivée à l'étable, ils seront nettoyés à l'étrille et à la brosse, et mis en observation pendant vingt-quatre heures au moins. On prendra matin et soir la température rectale, qui oscille normalement entre 38,5 et 39,5. Si, pendant ces vingt-quatre heures, il ne se produit aucun symptôme anormal, on pourra procéder à l'ensemencement. Si, au contraire, l'animal présentait une élévation de température, de la diarrhée, on devrait surseoir à l'opération.

Le vétérinaire de l'établissement vaccinogène devra être appelé à donner son avis sur le choix des animaux à inoculer, et sur les soins éventuels à leur donner. En tout état de choses, il pratiquera l'autopsie de la génisse vaccinifère après son abatage. La provision de vaccin fournie par elle ne sera délivrée aux médecins vaccinateurs que s'il est établi que l'animal n'était pas atteint de maladie infectieuse et surtout de la tuberculose. Dans l'affirmative, elle serait immédiatement détruite. L'examen nécropsique devra porter spécialement sur le nombril et ses vaisseaux, le péritoine, la plèvre, le poumon, le foie et la rate.

Le matériel à affecter aux établissements vaccinogènes se compose ainsi qu'il suit :

Matériel affecté aux établissements vaccinogènes.

1° une table à bascule pour coucher et immobiliser la génisse ; elle doit être recouverte d'une couche de peinture qui en permette le lavage antiseptique.

Cette table devra être pourvue d'un fort montant en chêne, fixé à l'un de ses angles. Ce montant est destiné à maintenir le membre postérieur de la génisse élevé et écarté du corps, ce qui permet d'utiliser toute la région périmammaire et une grande partie de la face ventrale de l'animal,

2° des liens en cuir, pour l'immobilisation des génisses, muselières, entraves, masques de cuir,

3° des couvertures, des brosses, des étrilles,

4° une tondeuse et des rasoirs à manche métallique,

5° des lancettes à manche métallique pour l'inoculation des génisses,

6° des pinces expressives, modèle Chambon,

7° des curettes tranchantes de Volkmann, à manche métallique, pour la récolte de la pulpe,

8° des lancettes à vacciner à manche métallique, bistouris, ciseaux,

9° des tubes pour la récolte de la lymphe,

10° des tubes pour la pulpe glycérinée,

11° des verres de montre, cristallisoirs, cloches en verre, baguettes en verre, mortier avec pilon en porcelaine, des balances,

12° des bassins en tôle émaillée pour désinfection des instruments,

13° un four Pasteur,

14° une étuve avec régulateur de Roux,

15° un chalumeau à gaz avec soufflerie,

16° quelques thermomètres à maxima,

17° un broyeur mécanique,

18° une glacière destinée à recevoir la réserve du vaccin.

Bien entendu, la liste de ces instruments n'est pas immuable. Mais, quels qu'ils soient, ils devront toujours être choisis de manière à se prêter aisément au nettoyage et à la désinfection. Ils ne serviront à aucun autre usage que la vaccination, la récolte et la manipulation du vaccin, et seront nettoyés et désinfectés après chaque opération.

Inoculation de la génisse. On se servait naguère de la lymphe fraîche pour inoculer les génisses. La difficulté de sa récolte et le peu de fixité de sa virulence lui ont fait substituer depuis longtemps la pulpe. La virulence de la pulpe fraîche est toujours très grande, presque trop grande. Les pustules qu'elle provoque chez les animaux vaccinifères aboutissent souvent à une suppuration précoce des plus fâcheuses, que l'on prévient par l'emploi de pulpe vieillie. Plus la pulpe qui sert à l'ensemencement est ancienne, moins il y a de chance de réaction inflammatoire à la périphérie des pustules. Par l'emploi de la pulpe vieillie, on évite l'infiltration œdémateuse de la peau et la formation de croûtes superficielles si fréquentes avec la pulpe fraîchement préparée. En France, les génisses sont si réceptives qu'il n'y a pas lieu de redouter un insuccès pour cause d'atténuation de la virulence d'une semence datant de quelques semaines. Conformément à ces principes, on se sert généralement d'une pulpe conservée depuis un mois à six semaines. On peut d'ailleurs l'essayer préalablement sur la gélatine, et ne l'employer que quand son ensemencement sur ce milieu reste stérile.

Tous les instruments utilisés dans l'inoculation de la génisse devront être stérilisés soigneusement avant l'opération. Le choix des régions à ensemencer sera laissé à la discrétion du directeur de l'établissement, avec cette réserve, toutefois, que leur étendue ne devra pas dépasser le huitième environ de la surface totale du corps.

Voici d'ailleurs les différents procédés en usage :

Ou bien on ensemence un seul côté, c'est-à-dire toute la surface cutanée, circonscrite en haut par une ligne horizontale, distante de 6 à 8 centimètres de l'échine et parallèle à cette dernière ; en bas, par une ligne antéro-postérieure passant au voisinage de l'ombilic ;

en avant, par le prolongement du creux axillaire jusqu'à la rencontre des lignes précédentes ; en arrière, par une ligne semblable, suivant le pli inguinal, mais contournant postérieurement les trayons, qui sont laissés dans le champ d'ensemencement.

Ou bien on peut limiter celui-ci à la partie inférieure de la région thoraco-abdominale par l'abaissement de la ligne supérieure, dont les deux extrémités s'appuieront d'une part sur la partie moyenne du creux de l'aisselle et d'autre part au point homologue du creux inguino-crural. La région ainsi délimitée offre l'avantage d'être plus propice au développement des pustules et à la récolte de leur contenu que la région dorsale, revêtue d'une peau plus épaisse, très adhérente aux tissus sous-jacents où l'évolution des pustules est généralement moins belle et moins complète.

Toutefois, ce procédé a l'inconvénient de restreindre notablement le taux de la récolte. Si on l'adopte, on pourra, afin de combler le déficit, ensemencer la région homologue du côté opposé. Pour y réussir, on met à la génisse les entraves, et on procède à l'opération, l'animal étant debout. A cet effet, il est nécessaire qu'à l'écurie la barre d'attache verticale à laquelle est fixé le licol de l'animal soit disposée sur le bord de la mangeoire. En réduisant la chaîne du licol de deux ou trois anneaux, on empêche l'animal de tourner la tête et de la mettre en contact avec les régions ensemencées.

Ce procédé est d'une exécution difficile, aussi pénible pour l'animal que pour l'opérateur qui, à moins de se coucher à plat ventre, ne réussira pas à inoculer la paroi abdominale, la plus fertile en production vaccinale. C'est, en effet, une notion classique que les pustules développées sur les flancs de la génisse fournissent une proportion plus grande de sérosité que de pulpe, tandis que celles développées sur la paroi abdominale, surtout dans la région péri-mammaire produisent des récoltes inverses. Mettant à profit ces notions, certains médecins utilisent, comme champ d'ensemencement toute la surface de la paroi abdominale inférieure, remontant bien moins haut sur le flanc qu'autrefois. Mais pour cela il faut que la table à bascule possède le dispositif indiqué plus haut. Le montant antérieur qui supporte la table est prolongé verticalement au-dessus du plateau, formant une sorte de potence à laquelle on peut fixer, au moyen d'un anneau et de courroies de cuir, le membre postérieur et supérieur de la génisse une fois qu'elle est couchée sur la table. Le membre largement écarté permet d'opérer facilement sur toute l'étendue des régions abdominales. La surface d'ensemencement chez une génisse de cinq mois, pesant en moyenne de 150 à 170 kilogrammes, peut égaler un quart de mètre carré.

Quel que soit le procédé adopté, l'ensemencement de la génisse comprend plusieurs temps, le rasement de la surface à inoculer, la scarification, l'insertion du vaccin.

Rasement de la surface à inoculer.

La surface à inoculer est tondue avec la tondeuse, savonnée et brossée à l'eau chaude, rasée avec le plus grand soin, enfin, pour terminer, lavée à l'eau tiède préalablement bouillie, et essuyée avec un linge.

Scarifications.

Les scarifications se pratiquent avec la lancette à manche rigide. Leur longueur mesurera 2 centimètres environ, et elles seront orientées perpendiculairement à l'axe de l'animal. On peut en pratiquer de douze à quinze d'avant en arrière sur une seule rangée, l'espace située entre chaque scarification étant en moyenne de deux à trois centimètres. Les incisions doivent être assez superficielles pour qu'il n'y ait pas d'écoulement de sang, et pratiquées de manière à établir une alternance entre elles d'une ligne à l'autre (disposition en quinconce). Chaque génisse peut ainsi recevoir, par l'un ou l'autre procédé, jusqu'à 200 scarifications. Mais il vaut mieux rester au-dessous de ce chiffre.

Insertion du vaccin.

La matière vaccinale à semer sera soit de la lymphe récente, soit de la pulpe glycérinée, âgée d'un mois à six semaines. La pulpe glycérinée plus fraîche produit toujours des phénomènes inflammatoires qui sont à éviter.

On rappelle, en passant, qu'en Allemagne la notion de la variole-vaccine est si bien accréditée, si solidement établie que la loi la comprend parmi les sources de matière vaccinale à utiliser pour l'ensemencement de la génisse (1). Il est à désirer que les futurs instituts reprennent l'étude de cette question quelque peu délaissée depuis les mémorables recherches de la commission lyonnaise, et celles plus récentes du Dr Juhel–Renoy.

---

(1) *Die gesetzlichen Vorschriften über die Schutzpockenimpfung*, von Dr RAPMUND. Leipzig 1900, p. 45.

Pour pratiquer l'insertion du vaccin, on dépose la lymphe ou la pulpe sur toute la longueur de chaque scarification, à l'aide d'une pipette stérilisée.

L'opération terminée, l'animal est laissé pendant un quart d'heure au repos avant d'être rentré.

On abandonnera la surface ensemencée à l'air libre sans couverture, afin de pouvoir surveiller le champ opératoire et d'éviter les écorchures au niveau des scarifications.

A l'étable, grâce au mode d'attache ci-dessus décrit, l'animal sera laissé sans muselière et sans collier. Si ce dispositif n'existe pas, il sera nécessaire de lui appliquer une muselière en osier, et un collier formé de petits bâtons parallèles et reliés entre eux par deux liens afin de l'empêcher de se lécher. La muselière ne doit être enlevée que pendant les repas ; encore faut-il, à ce moment, ne pas quitter la génisse.

Pendant l'évolution vaccinale, l'animal sera l'objet d'une surveillance vigilante. Toutes les fois que sa température rectale dépassera 39,8, il sera tenu pour suspect, et l'on renoncera à la récolte du vaccin.

S'il survient de la diarrhée, on réduira la quantité des aliments, ou même on les supprimera totalement pour les remplacer par trois ou quatre œufs. On administrera en même temps le sous-nitrate de bismuth et quelques gouttes de laudanum mélangées à du lait.

Toute diarrhée intense et fétide qui ne cède pas à ces moyens ou tout autre signe d'affection grave nécessiteront l'enlèvement de la bête et le rejet de la récolte.

Pour juger en pleine connaissance de cause de l'état de santé de la génisse vaccinifère, et pour décider du moment le plus opportun pour faire la récolte du vaccin, il importe de ne pas perdre de vue les caractères de l'évolution normale de la vaccine chez l'animal inoculé. Il n'est pas inutile de les rappeler en quelques lignes.

Ce qui doit y être noté, tout d'abord, c'est une rapidité plus grande dans la série des divers temps de cette évolution chez la génisse que chez l'enfant.

Évolution de la vaccine chez la génisse.

Quarante-huit heures après l'inoculation, on voit autour de chaque piqûre ou scarification un liseré rouge reposant sur une légère saillie ; le troisième jour, la saillie se prononce davantage, le liseré rouge devient plus vif et plus large.

Dès le quatrième jour, le bouton vaccinal est formé ; on commence à y distinguer une dépression centrale entourée par une auréole claire, d'un blanc argenté, circonscrite elle même par une zone d'un rouge vif qui s'étend au delà du bouton.

Le cinquième jour, le bouton prend un développement encore plus rapide ; il forme une saillie plus grande et plus large ; la dépression centrale se caractérise davantage ; la zone argentée a pris un aspect brillant, comme nacré.

Pendant la durée du sixième jour, le bouton s'accroît encore et souvent des phénomènes d'inflammation locale commencent à s'y manifester. Quelquefois aussi la zone argentée perd de sa transparence et devient d'un blanc mat ou jaunâtre.

Vers la fin du septième jour, l'inflammation locale augmente encore et on peut apprécier dans toutes les parties de l'animal une légère élévation de température.

Déjà les boutons renferment du pus et bientôt se recouvrent d'une croûte.

Voilà la marche ordinaire ; elle peut offrir quelques variétés, suivant la région cutanée, la température ambiante, la santé générale de la génisse, etc.

Ce qui n'infirme en rien la règle posée au début de ce paragraphe, à savoir que : l'éruption vaccinale est plus rapide chez la génisse que chez l'enfant, c'est le cinquième et le sixième jour qu'elle atteint son complet développement.

Inutile d'insister sur ce point capital pour faire comprendre toute son importance. Il fixe d'une façon qu'on ne doit pas oublier le moment le plus opportun pour la récolte du liquide vaccinal. Si l'on veut se placer dans les conditions les meilleures pour le succès des vaccinations et revaccinations, il faut prendre le liquide vaccinal du cinquième jour ou du sixième jour, surtout du cinquième. Ce moment est celui de son maximum d'activité.

Récolte de la pulpe.

Il résulte des indications du paragraphe précédent que la pulpe vaccinale doit être récoltée en général au cinquième ou au sixième jour.

Tout d'abord, il faut assurer l'asepsie des instruments et de la région ensemencée.

Tous les instruments devant servir à la récolte sont stérilisés à l'eau bouillante chargée de borate de soude à saturation.

Le champ opératoire est savonné largement sur toute sa surface, rasé à nouveau, au voisinage de chaque pustule, rincé à l'eau bouillie tiède ou froide, enfin séché par l'application de serviettes. On se gardera d'opérer des frictions, car elles enlèveraient toutes les croûtes et laisseraient une surface légèrement saignante dont le suintement sanguinolent se concréterait pendant le temps de la récolte, et aboutirait à la formation de caillots durs et difficiles à broyer.

On procède ensuite à la récolte proprement dite.

Les pustules sont saisies l'une après l'autre à l'aide de la pince Chambon, dont les mors sont placés exactement à leur base, de manière à bien exprimer les sucs qu'elles contiennent. Puis, maintenant la pince immobile, on abrase, à l'aide du bord coupant de la lancette, les croûtes et la paroi superficielle qui doivent être rejetées, afin d'éloigner de la pulpe toutes les substances étrangères et suspectes de nocuité.

Enfin on râcle énergiquement, à plusieurs reprises, la surface de chaque bouton à l'aide de la curette Volkmann ; en faisant mordre franchement le bord coupant, la pulpe tombe dans la cavité de la curette. La lymphe vaccinale étant un mauvais milieu pour la conservation du virus vaccin, il importe d'en récolter le moins possible avec la pulpe que recueille la curette ; sinon au lieu de pulpe glycérinée pure, on prépare un mélange de sérum, de pulpe et de glycérine.

Dans certains établissements (naguère à l'institut de Strasbourg par exemple) on tue l'animal avant la récolte par section de la moelle. Après quoi, on excise en un tour de main la portion de peau vaccinée, on l'étale sur une planche, et on râcle les pustules. Cette façon de procéder a pour but d'éviter à l'animal des souf-frances inutiles (1). Après le grattage de chaque pustule, la récolte obtenue est versée dans un verre de montre qui a été au préalable fortement flambé et refroidi, et que l'on recouvre d'un cristallisoir à la suite de chaque récolte partielle.

Il est possible d'obtenir de 20 à 30 grammes de produits viru—

(1) Goldschmidt, *Vaccination obligatoire*. Revue d'hygiène 1897, p. 341.

lents d'une génisse, c'est-à-dire une quantité suffisante pour vacciner 1.000 à 1.500 personnes. Mais encore faut-il que la récolte soit bonne, ce qui n'est pas toujours le cas. Sans que l'on puisse en donner la raison, il y a des vaccinifères qui ne donnent qu'une quantité de virus atteignant à peine le tiers des récoltes habituelles (ANTONY).

Préparation de la récolte.

Une fois la récolte terminée, celle-ci est versée, puis pesée, dans un cristallisoir à couvercle taré au préalable, avant d'être traitée par la glycérine. Comme le produit, pour être bien fluide, doit finalement se composer de parties égales de pulpe brute et de glycérine stérilisée, on prépare à l'avance la quantité nécessaire de cette dernière, et on commence par en prélever une portion suffisante pour recouvrir la surface tout entière de la récolte contenue dans le cristallisoir. Celui-ci est ensuite placé dans la glacière pendant trente-six à quarante-huit heures avant de subir les manipulations ultérieures, c'est-à-dire le nettoyage et le broyage.

Nettoyage et broyage de la pulpe.

Le nettoyage et le broyage de la pulpe constituent une opération des plus délicates, qui exige un temps considérable, trois heures en moyenne pour une récolte de douze à quinze grammes.

Le contenu du godet est versé dans un mortier, qui a été flambé et refroidi préalablement et conservé sous une cloche. Puis on procède à un nettoyage minutieux qui consiste à enlever les poils et les caillots sanguins à l'aide d'une pipette de verre effilée et terminée par un petit crochet. On triture ensuite à l'aide du pilon, en ajoutant peu à peu le complément de la glycérine préparée au début des opérations, et en enlevant au fur et à mesure les poils et les petits caillots qui se présentent dans la masse, jusqu'à ce que celle-ci soit très homogène, absolument exempte de grumeaux. Si on ne parvient pas à la débarrasser entièrement de ceux ci, il conviendra de la tamiser sur une toile métallique préalablement stérilisée.

Si l'on fait usage d'un broyeur mécanique, on aura soin de faire bouillir pendant un quart d'heure au moins les ustensiles destinés à recevoir la pulpe. Après usage, l'appareil devra être immédiatement démonté, et ses diverses parties constituantes, notamment le pas de vis, nettoyées minutieusement.

L'établissement vaccinogène doit être pourvu de trois collections de tubes, savoir : 2 collections de tubes dits en doigt de gant, en verre fort, les uns pouvant contenir un gramme de pulpe, et les autres 50 centigrammes, et une collection de tubes de 2 millimètres de diamètre, pour les envois plus minimes. Ces tubes sont conservés dans des boîtes métalliques qui ont été portées à la température de 180° au four Pasteur.

Les tubes de 2 millimètres reçoivent des quantités variables, suivant qu'ils sont destinés à la vaccination de dix ou quinze personnes.

La mise en tube de la pulpe est faite à l'aide d'une pipette stérilisée. Chaque tube, après avoir été chargé, est fermé avec un bouchon de liège passé à la flamme et trempé dans de la paraffine liquide. On laisse sécher cette première couche interne de paraffine qui a pour but de souder le liège aux parois du verre, puis on trempe à nouveau le bouchon et l'extrémité supérieure du tube dans la paraffine liquide, de manière à obtenir un capuchon imperméable. — Les tubes capillaires sont fermés au chalumeau.

Chaque tube reçoit ensuite une étiquette qui indique l'établissement vaccinogène de provenance et la date de la récolte. La récolte ainsi mise en tube est conservée à la glacière. A moins d'urgence, elle y restera toujours quelque temps avant d'être expédiée aux vaccinateurs.

Dans cet intervalle, la direction de l'établissement aura reçu le résultat de l'autopsie du vaccinifère. Elle devra en profiter pour essayer le produit sur un autre vaccinifère, servant en même temps aux inoculations productives de vaccin. A cet effet, sur un petit carré rasé sur la peau de l'animal, on insère le vaccin dit d'essai, dont la virulence est ainsi éprouvée avant qu'il ne soit mis en service. Si, pour une raison quelconque, il paraît suspect, il est indispensable de rejeter toute la récolte.

Il sera tenu, au sujet des inoculations de génisses, un journal qui devra comprendre les rubriques suivantes :

a) numéro d'ordre courant,

b) race, sexe, couleur et âge de l'animal,

c) jour de l'installation de l'animal, du dernier examen dont il a été l'objet, enfin de son départ de l'établissement,

Mise en tubes.

Journal d'inoculations.

d) jour et heure de l'inoculation et de la récolte du vaccin,

e) espèce et provenance du vaccin inoculé,

f) température (et si possible poids du corps) de l'animal au moment de l'inoculation et de la récolte du vaccin,

g) état de santé de l'animal au moment de l'installation et pendant le développement des pustules,

h) état des organes internes après abatage et autopsie faite par le vétérinaire,

i) résultats de l'inoculation,

j) mode de préparation du vaccin,

k) observations diverses.

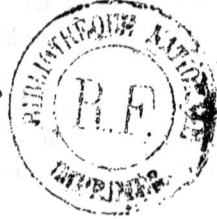

MELUN. IMPRIMERIE ADMINISTRATIVE. — M 1006 U

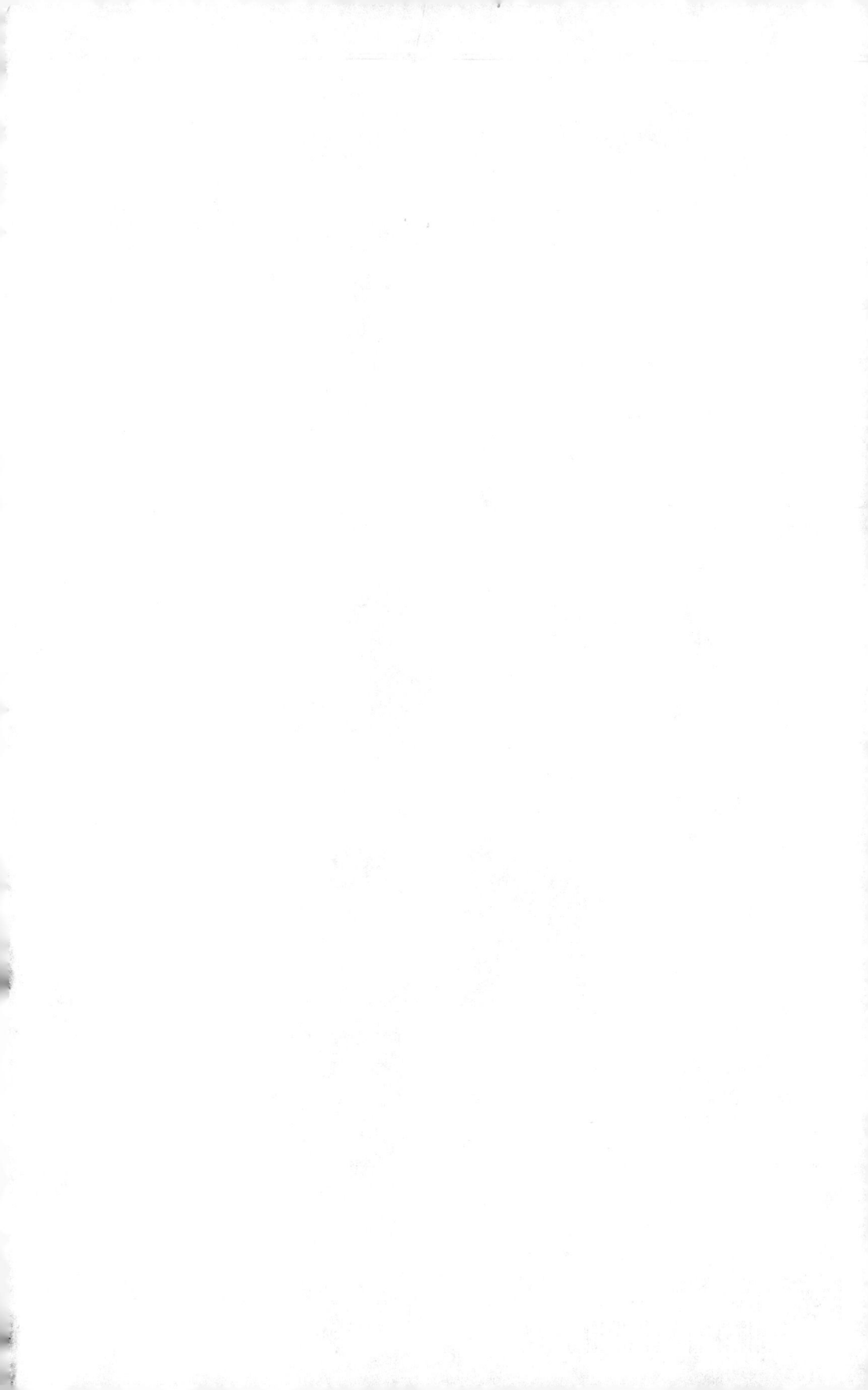

www.ingramcontent.com/pod-product-compliance
Lightning Source LLC
Chambersburg PA
CBHW032259210326
41520CB00048B/5756